Dr ALBERT DESCHAMPS

CHATEL-GUYON

INDICATIONS ET CONTRE-INDICATIONS

250 Exemplaires pour

les Amis et les Cama-

rades de l'Auteur,

ses Maîtres et

quelques

Confrè-

res

DOIN, Éditeur.

ᵉ Tirage.

Dᴿ ALBERT DESCHAMPS

CHATEL-GUYON

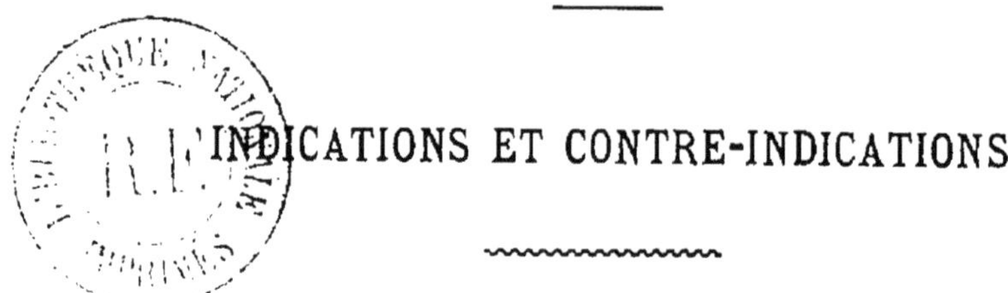

INDICATIONS ET CONTRE-INDICATIONS

*250 exemplaires pour les Amis et les Camarades de l'auteur,
ses Maîtres et quelques Confrères.*

2ᵉ Tirage

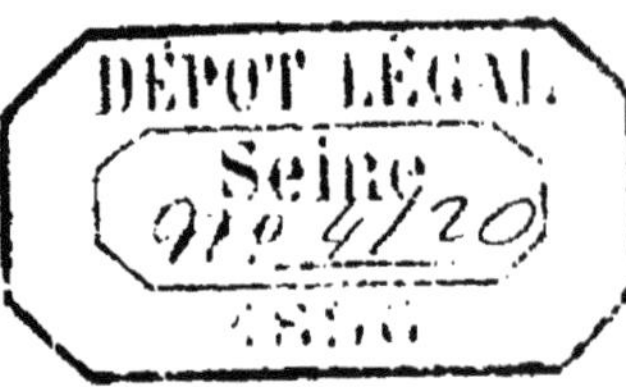

PARIS

OCTAVE DOIN, ÉDITEUR

8, place de l'Odéon, 8

—

1890

AVANT-PROPOS

J'ai souvent constaté que les notions thérapeutiques en cours sur Châtel-Guyon étaient inexactes ou incomplètes ; aussi, suivant l'avis de quelques-uns de mes confrères, m'a-t-il semblé nécessaire d'en tracer, en une courte note, les indications et contre-indications, sans avoir la prétention d'émettre une formule clinique définitive.

Je donne donc, aujourd'hui, le résultat des connaissances que m'ont enseignées cinq années de pratique, aidées de l'expérience de mon confrère, le Dr Voury. Je me suis efforcé d'apporter dans une question hydrologique, toujours délicate à traiter, toute la précision possible, et j'ai assigné aux indications de Châtel-Guyon un cadre rigoureusement déterminé, persuadé que les stations thermales ont tout à gagner en ne réclamant que les cas qui sont nettement de leur ressort.

A. D.

Mai 1890.

CHATEL-GUYON

INDICATIONS ET CONTRE-INDICATIONS GÉNÉRALES

Le fait qui domine la clinique de Châtel-Guyon est celui-ci : les résultats sont favorables dans les états pathologiques torpides, asthéniques, passifs; ils ne le sont pas dans les états éréthiques, sthéniques, actifs.

Ils sont favorables dans les *états locaux* dans lesquels existe une atonie névro-musculaire, une débilité particulière du système musculaire lisse, dans les états passifs produisant des stases veineuses, des engorgements d'organes, des parésies, des congestions passives ; — Dans les *états généraux* caractérisés par une atonie fonctionnelle.

L'eau convient en général aux *lymphatiques* et aux combinaisons de ce mode de tempérament avec les différentes diathèses : arthritisme, rhumatisme, herpétisme ; aux *arthritiques*, surtout dans la période prodromique, alors que les malades ne sont pas assez pris par la diathèse pour être justiciables de Vichy, qu'ils ne présentent pas encore de localisations viscérales définitives, mais plutôt des troubles de la circulation, particulièrement aux lympho-arthritiques, aux arthritiques à circulation lente, aux arthritiques congestifs, sanguins, avec troubles circulatoires (congestions partielles cérébrales, hépatiques, etc.,) mais *non excités*, aux nerveux par faiblesse fonctionnelle, aux nerveux déprimés, aux affaiblis, aux anémiés, aux torpides, aux anémiés par troubles de nutrition générale ayant pour cause une auto-intoxication intestinale.

En résumé elle convient plutôt aux veineux qu'aux artériels, aux gens passifs plutôt qu'aux gens actifs, et si je pouvais résumer d'un mot l'indication générale, je dirais : Il faut éliminer tout ce qui est actif, conserver tout ce qui est passif.

Châtel-Guyon est le médicament des congestions passives, des états congestifs chez des sujets non éréthiques.

L'eau de Châtel-Guyon est donc contre-indiquée en général, chez les arthritiques sthéniques, artériels actifs, à tendances plutôt rhumatismales que goutteuses, chez les herpétiques francs, éréthiques, excitables.

Ce qui m'a conduit à faire cette induction, c'est l'impression d'ensemble que laisse l'examen des cas divers traités à Châtel-Guyon : « constipation ; atonie stomacale ou intes-
» tinale ; congestions passives du foie d'origine pulmonaire,
» cardiaque, métastatique ; congestion ou engorgement
» splénique ; congestion ou engorgement de l'utérus ; dys-
» ménorrhée ou aménorrhée torpides ; métrorrhagie con-
» gestive ; troubles généraux circulatoires chez les ar-
» thritiques ; stases veineuses chez les cardiaques ; anémie
» générale par atonie fonctionnelle. » — La note est toujours la même dans les succès, toujours la même aussi dans les insuccès, et marquée alors par l'excitabilité du sujet ou de la lésion locale.

Cet ensemble de faits m'a amené à attribuer ces résultats uniformes à une action particulière de l'eau dont la cause exacte m'est inconnue et à laquelle il m'est difficile de donner une appellation précise. Un de mes maîtres me conseillait de l'appeler : dynamique ou mécanique, mais le mot dynamisme ne répond pas encore, en médecine, à une notion assez précise. Aussi ai-je hésité à conserver ce qualificatif, et, dans l'ignorance où l'on se trouve de la physiologie des eaux minérales, je m'en rapporte à l'opinion, toute clinique, formulée jadis par Andrieu : « Une eau minérale est un médicament complexe qui agit comme une unité. » L'effet *un* de l'eau de Châtel-Guyon, sa résultante clinique, est, au point de vue des états généraux, une stimulation du système nerveux en état de dépression, qui facilite, par ce fait, les échanges nutritifs, le stoffwechsel, et rend la vie plus active ; au point de vue des états locaux, une stimulation des couches musculaires de la vie organique : couches musculaires stomacale ou intestinale; muscles de l'utérus, de la vessie, du canal cholédoque, de l'uretère, etc.

C'est là l'action principale, essentielle, la *dominante* de Châtel-Guyon, qui confirme la formule énoncée plus haut : *états passifs, congestions passives, états congestifs chez des sujets non éréthiques.*

En outre de cette action particulière, l'eau de Châtel-Guyon possède, comme toutes les eaux minérales, une action *chimique* par sa composition : *chlorures :* 3 gr. 25 c. (chlorure de magnésium, 1 gr. 30 c. ; chlorure de sodium, 1 gr. 86 c. ; chlorure de lithium, 0 gr. 81 c. ; chlorure de potassium, 0 gr. 18 c.); — *bicarbonates :* 3 gr. 43 c. (bicarbonate de fer, 0 gr. 06 c. ; bicarbonate de soude, 0 gr. 95 c. ; bicarbonate de chaux, 2 gr. 17 c. ; bicarbonate de potasse, 0 gr. 25 c. ;) — sulfate de sodium, 0 gr. 52 c. ; silice, 0 gr. 11 c. ; arséniate ferrique, 0 gr. 001 m. ; total : 7 gr. 311. m ; — acide carbonique libre, 1 gr. 21 m.

Ce sont, en conséquence, des eaux salines, magnésiennes, bicarbonatées calciques, ferrugineuses.

Enfin, une action *biologique* par son action d'ensemble sur les phénomènes de nutrition. C'est là une voie de recherches nouvelles indiquée par M. Albert Robin. — On trouvera plus loin une observation de phosphaturie qui rentre dans ce mode d'action, mais mes renseignements sur ce côté de la question sont encore incomplets.

INDICATIONS PARTICULIÈRES

MALADIES DE L'INTESTIN

Constipation (1). — Indications.

1° TROUBLES DANS LES IMPRESSIONS SENSITIVES

Absence des irritants normaux.

Acholie complète ou relative, avec ou sans engorgement du foie; fréquente chez les arthritiques à circulation lente. Résultats toujours bons : *Selles vertes caractéristiques.*

2° TROUBLES DANS LES ACTIONS NERVEUSES MOTRICES

Dépression nerveuse, surmenage, excès ;
Adynamie : Const. consécutive aux maladies aiguës, en particulier, la fièvre typhoïde, alors même qu'il existerait des ulcérations gastriques. — Résultats bons.
Sédentarité : Débilité, anémies (par atonie fonctionnelle plutôt qu'anémies constitutionnelles). — Résultats bons.
Rhumatisme : Sans éréthisme. — Résultats bons.
   —   avec   —   —   médiocres.
Neurasthénie. — Résultats variables et très inégaux.

---

(1) J'ai résumé, en un tableau aussi bref que possible, les causes de la constipation et les résultats du traitement. Le plan général de ce tableau est emprunté à l'intéressante étude du Dr Malibran sur l'atonie intestinale.

3° TROUBLES DANS LA CONTRACTILITÉ MUSCULAIRE

Fatigue musculaire par :

> Dégagement des *gaz de fermentation* chez les gros mangeurs, dans les écarts de régime. — Résultats bons.
>
> *Dyspepsie intestinale,* c'est-à-dire congestion de la muqueuse intestinale, avec selles fétides, tantôt dures, tantôt liquides. — Résultats bons.
>
> *Hémorrhoïdes.* — Résultats bons.
>
> *Hyperémies; engorgements passifs de l'utérus et des annexes; aménorrhée; dysménorrhée; ménorrhagie de la puberté et de la ménopause.* — Résultats bons.

Parésie consécutive à :

> *Typhlite* ou *Pérityphlite..* — Résultats bons.
>
> *Phlegmasies chroniques* du petit bassin (pelvi-péritonites anciennes avec ou sans brides cicatricielles). — Résultats bons.
>
> *Entéro-colite chronique* simple ou avec production glaireuse. — Résultats bons.

4° CONSTIPATION accompagnant les maladies d'estomac, telles que : *Embarras gastrique chronique; bradypepsie; dyspepsie alcoolique (période pituiteuse); hypo ou anachlorhydries; dilatation d'estomac.* — On sait que la constipation accompagne presque toujours la dilatation, puisqu'elle tient à la même prédisposition constitutionnelle : *atonie névro-motrice* du système nerveux général. Les considérations générales qui sont au début de cette note feront comprendre pourquoi l'eau de Châtel-Guyon trouve, dans cette tendance pathologique, une de ses indications principales. Quant à la dose prescrite à ces malades, ells est extrêmement minime puisque c'est avec des quantités variant de 50 à 150 grammes que

*

j'obtiens des résultats, à la condition que le traitement soit suivi selon des règles particulières et *jusqu'à effet* (1).

Contre-indications. — constipation par: paralysie d'origine centrale (ramollissement cérébral); dégénérescence graisseuse des fibres musculaires; exagération de la contractilité (saturnisme).

Diarrhée.

Indications : 1° *Diarrhée glutineuse, mucino-albumineuse.* — Résultats bons, mais eau à très petite dose ;

2° *Diarrhée paradoxale.* — Alternatives de diarrhée et de constipation, ce qui n'est qu'une variété de constipation. — Résultats bons.

Contre-indications : Toutes les diarrhées. — La diarrhée vraie est ce que j'appelle un phénomène actif; elle devait être contre-indiquée *a priori*, l'expérience le démontre tous les jours.

Dyspepsie intestinale.

Caractérisée par : des selles fétides, tantôt liquides, tantôt solides, des gaz nombreux et fétides, des borborygmes, un état nauséeux particulier et des phénomènes de pseudo-dyspepsie ; les selles peuvent devenir, à la longue, graisseuses et lientériques. — Ses résultats sont très favorables ; en outre de la décongestion de la muqueuse, il se produit un balayage intestinal mécanique qui entraîne les alcaloïdes toxiques dont la présence entretenait la dyspepsie. Ces phénomènes pseudo-dyseptiques et les troubles généraux d'auto-intoxication disparaissent en même temps.

Entéro-colite chronique.

a, sèche; *b*, catarrhale ou glutineuse. Les résultats du traitement sont bons, mais il faut que l'eau soit prise à très

---

(1) Dans la constipation l'eau agit surtout de deux façons principales : en ramenant la contractilité musculaire, et en excitant la sécrétion bilaire.

petite dose. On sait combien cette affection est difficilement curable. Les malades vont un peu dans toutes les stations thermales et, depuis quelques années, nous en voyons un certain nombre à Châtel-Guyon qui tous s'en trouvent bien. Chez les malades d'un certain âge, tributaires de cette affection, je n'ai pas obtenu d'effet curatif, mais il se produit une amélioratiou qui assure un fonctionnement plus régulier du tube digestif. Et c'est là, je crois, le seul soulagement que l'on puisse procurer aux malades de celte catégorie.

Dans l'entéro-colite sèche, on constate souvent l'existence de *douleurs* intestinales, variables comme siège et comme intensité, et recounaissant pour cause l'inflammation de la muqueuse, la contraction exagérée des tuniques. Le traitement a pour résultat de les faire cesser assez rapidement, avant même que l'atonie ait disparu, sans doute par suite de la décongestion de la muqueuse.

Entéroptose et Dilatation.

Ces deux états, décrits par Glénard et Trastour, existent tantôt isolément, tantôt réunis sur le même individu. J'ai vu, pour ma part des côlons ascendants en sténose avec une S iliaque dilatée, et des côlons descendants sténosés avec un cæcum dilaté. Dans tous les cas, l'origine est toujours la même : atonie névro-musculaire. Au point de vue particulier qni m'occupe, je recherche surtout la tendance générale de l'individu : éréthique ou torpide. Et je fais, au point de vue des résultats à obtenir, une distinction que j'expliquerai plus loin à propos des maladies d'estomac : entre les neurasthéniques d'origine intestinale qui sont curables ; et les neurasthéniques primitifs dont l'affection intestinale n'est qu'un effet, et chez lesquels les résultats sont médiocres et variables.

MALADIES DE L'ESTOMAC

Dyspepsie (1).

1° CHIMIQUES. — A. *Hypo ou ana-chlorhydrie.* — En dehors de l'examen direct du suc gastrique qui n'est pas facile dans la pratique courante, les signes en sont : diminution de l'appétit ; dégoût pour les aliments, la viande en particulier ; pesanteur après les repas ; langue pâteuse ; bouche amère ; peu de douleurs stomacales. — *Marasme général* ; — *catarrhe chronique* (d'origine alcoolique le plus souvent), période *pituiteuse* ; — *dilatation* ou *distension simple de l'estomac*, avec production exagérée d'acides organiques (acides lactique, butyrique, acétique) ; — dyspepsie des *chlorotiques*, des *anémiques*, des *convalescents*. — Résultats bons.

B. *Hyper-chlorhydrie.* — Les signes sont : conservation de la faim ; augmentation de la soif ; après les repas, tension abdominale, sensation douloureuse de chaleur au creux de l'estomac (3 ou 4 heures après) ; régurgitations très acides ; expulsion de gaz inodores. — Dans cette forme, l'eau de Châtel-Guyon est *contre-indiquée*, parce qu'il y a excès de HCL, par exemple : première période de la gastrite alcoolique ; dyspepsie acide. Mais il ne faut pas confondre avec la forme suivante qui est acide également, pour une autre cause.

C. *Hyperacidité.* — Due à un excès d'acides organiques (lactique, acétique, butyrique, etc.) conséquence de fermentations vicieuses. Cette hyperacidité se produit par suite de

---

(1) L'eau de Châtel-Guyon excitant la sécrétion du suc gastrique, par conséquent de l'acide chlorhydrique, on voit le précepte général qui découle de cette indication.

l'insuffisance de HCL, et donne lieu à des *aigreurs* qu'il faut soigneusement distinguer des acidités ou aigreurs provoquées par l'hyperchlorhydrie, quoique le phénomène subjectif paraisse semblable. Les signes sont ceux de la dyspepsie par fermentation que l'on trouvera plus loin (3). — Résultats bons.

2° D. NERVO-MOTRICES. — A. *Troubles de la sensibilité : gastralgie.* — Il y a indication quand la gastralgie existe chez un anémique, une chlorotique, car elle est alors à la fois atonique et spasmodique ; aussi chez les arthritiques et les rhumatisants torpides. — Il y a contre-indication chez les herpétiques excitables.

B. *Dilatation de l'estomac.* — Cette affection est due presque toujours à de l'atonie ou adynamie névro-musculaire. — Je distingue chez les dilatés plusieurs formes suivant les résultats que j'ai obtenus : *a*, la *forme simple*, dans laquelle, comme le dit A. Mathieu, ce qui frappe le plus, c'est les phénomènes généraux : vertiges, étourdissements, céphalées, affaiblissements, tendance à la cachexie. Ces phénomènes n'existent pas toujours en même temps et revêtent une intensité variable. Ces malades accusent, du côté de l'estomac : de la pesanteur, de la lenteur digestive, quelques régurgitations acides (acides organiques), quelques gaz, fétides le plus souvent ; ils ont parfois des vomissements, tantôt muqueux ou bilieux, tantôt alimentaires. Il y a de l'inappétence.

B. *Forme latente avec phénomènes locaux ou généraux d'auto-intoxication,* tels que : embarras gastrique chronique ou à répétitions, congestion du foie, troubles cardiaques (faiblesse du myocarde ou intermittences), maladies de la peau (acné), rhumatismes, abcès cutanés, blépharite chronique, pharyngite chronique, pseudo-angine de poitrine (1).

---

(1) J'ai eu occasion d'observer tous les phénomènes énoncés, et qui ont tous disparu, à la suite du traitement approprié.

**

Dans ces deux formes, les résultats sont bons ; il faut presque toujours procéder au lavage de l'estomac.

La dilatation accompagne en général la *neurasthénie.* Quand elle est *cause* de la neurasthénie, les résultats du traitement sont bons ; quand elle est *effet*, ils sont très variables, car il n'est pas de malades plus décevants que les neurasthéniques. Ils accusent des symptômes terribles, ce qui ne les empêche pas de vivre mieux que les vrais dilatés, lesquels se plaignent moins. Je crois qu'il faut les médicamenter le moins possible, et les placer dans un milieu qui leur plaise.

3° DYSPEPSIE PAR FERMENTATION. — Cette variété est le plus souvent liée à la dilatation. C'est la dyspepsie des gros mangeurs. Les signes sont : pyrosis, somnolence après les repas, éructations fréquentes, souvent odorantes, parfois régurgitation d'aliments; vomissements de matières fétides, de temps en temps; haleine fétide; production considérable de gaz intestinaux; selles fétides; alternatives de constipation et de diarrhée ; dilatation ou distension presque constante. — Résultats bons.

4° EMBARRAS GASTRIQUE CHRONIQUE. — Cet état est presque toujours la conséquence des fermentations exagérées, et rentre dans la dyspepsie par fermentation.

5° GASTRITE CATARRHALE MUQUEUSE CHRONIQUE. — Cet état, qui est l'aboutissant des dyspepsies chimiques (G. Lyon), est fréquent chez les alcooliques, d'où le nom de : gastrite alcoolique. Elle est marquée par une production souvent considérable de mucus (à réaction neutre ou faiblement alcaline). — Les résultats sont bons et, quand cela est possible, j'y joins le lavage qui entraîne mécaniquement toutes ces mucosités.

6° DYSPEPSIE CHEZ LES HÉPATIQUES.— Je ne sais dans quel cadre faire rentrer cette variété, ignorant s'il y a hyper ou hypochlorhydrie, mais je l'ai souvent constatée. Toutes les fois que la fonction hépatique est entravée, pour une cause ou pour une autre, par vice de constitution (arthritisme) ou par état congestif, les digestions sont mauvaises. C'est là une des indications essentielles de Châtel-Guyon, et un de ses meilleurs résultats.

7° DYSPEPSIE DES CHLOROTIQUES ET DES ANÉMIQUES. — J'ai toujours remarqué de bons résultats chez ces malades, ce qui s'explique par l'absence d'HCl constatée dans leur suc gastrique.

8° DYSPEPSIE DES CARDIAQUES. — J'attribue à deux causes les succès observés : effet mécanique sur la stase veineuse des vaisseaux de l'estomac; stimulation de la sécrétion d'HCl qui manque le plus souvent.

9° ULCÈRE DE L'ESTOMAC. — Dans ces derniers temps, on a attribué à l'ulcère une double origine : *a*, hyperchlorhydrie (Riegel); *b*, infection, par des microbes, d'un point de la muqueuse (Letulle). — Sur trois ulcères que j'ai eu à soigner, deux étaient consécutifs à la fièvre typhoïde chez les jeunes gens, un était d'origine alcoolique probable chez un homme de 70 ans. Tous trois ont guéri. *A priori*, la théorie contre indique Châtel-Guyon dans les ulcères. Mais je ne compte pas sur l'eau en boisson pour faire le traitement; je les soigne par le *lavage de l'estomac*. J'emploie, au moyen d'un tube à double courant, l'eau arrivant directement d'une source captée *ad hoc*, par conséquent n'ayant pas passé au contact de l'air, et chargée de tout son acide carbonique. A mon sens, ce n'est pas l'eau qui agit, mais l'acide carbonique. L'estomac prend un bain d'acide carbonique analogue à celui que l'on prend dans une baignoire (bain acidulé à eau courante). J'utilise ainsi les propriétés *sédatives*, *cicatrisantes*, et en même temps, *stimulantes*, de l'acide carbonique. C'est assurément la seule façon qui soit en notre pouvoir de faire passer l'acide carbonique dans l'estomac, je l'ai utilisée. Ce moyen n'est pas très généralement employé, mais je m'en suis bien trouvé, puisque sur mes trois observations, j'ai eu trois succès. On m'objectera, avec raison d'ailleurs, que le nombre en est insuffisant pour en faire un traitement général de l'ulcère stomacal. Cela est vrai, mais je soumets tout simplement mes essais et mes résultats, et je les poursuivrai si j'en trouve l'occasion (1).

Pour obtenir la cicatrisation des ulcères en question, le nombre des lavages a varié de 12 à 20. Au bout de ce temps, le liquide de sortie était de couleur naturelle ; les douleurs et les hématémèses avaient disparu. Il est nécessaire de faire ces lavages soi-même, et de prendre des précautions particulières qu'enseigne la pratique. Mais, sachant quelle est la quantité d'eau qui coule à la minute, il m'est facile de ne mettre dans la cavité stomacale que la quantité d'eau voulue, et je suis guidé dans l'appréciation opératoire par l'examen du liquide sortant et les sensations du malade.

Je ne laverais pas tous les ulcéreux, mais de mon expérience actuelle, je peux conclure qu'il y a indication : dans les ulcères consécutifs à la fièvre typhoïde ; dans les ulcères des alcooliques.

Lavage de l'estomac.

Je viens d'indiquer, très sommairement, l'installation des lavages d'estomac et le mode opératoire (p. 15).

J'emploie le lavage dans : la gastrite catarrhale muqueuse chronique ; dans certains cas de dyspepsie par fermentation, et de dilatation, dans un double but : 1° prévenir les fermentations pathogènes qui empêchent les fonctions digestives (on est parfois surpris de voir avec quelle rapidité disparaissent alors les symptômes généraux d'intoxication) ; 2°, rendre à la tunique musculaire de l'estomac son énergie contractile. — Voici ce qui se passe : au début des lavages, on est obligé, pour amorcer le tube de sortie, de faire tousser le malade. Peu à peu, on constate que le tube s'amorce seul, et, au bout d'un certain temps, variable suivant les sujets, l'eau

---

(1) D'autres observations analogues ont été prises par mes confrères de la station.

est à peine arrivée au contact de la muqueuse que le tube de sortie s'amorce immédiatement. Le malade a la sensation de ce retour de la contractilité. Si, cet effet obtenu, on veut continuer, sans repos, les mêmes lavages, il se produit des spasmes de l'œsophage et du cardia qui rendent l'introduction du tube difficile, et le lavage impossible. A quoi ce résultat est-il dû? à l'acide carbonique, je pense; mais je n'affirme rien, et constate simplement le fait.

La contractilité ne revient pas chez tous les dilatés. D'une façon générale, j'ai remarqué qu'il y avait peu à espérer chez les neurasthéniques dilatés; chez les autres (forme latente, simple ou avec accidents généraux d'auto-intoxication) le résultat peut être obtenu.

Pseudo-dyspepsie.

Ces fausses dyspepsies, décrites par M. Germain Sée, ont l'atonie intestinale comme origine. Elles relèvent directement de Châtel-Guyon, et comptent parmi les meilleurs résultats.

MALADIES DU FOIE

Hyperémies ou congestions chroniques.

Les congestions du foie, tributaires de Châtel-Guyon, sont les suivantes :

Consécutives aux écarts de régime, aux affections du tube digestif ;

Consécutives à la suppression d'un flux normal (hémorroïdes ou règles), survenant par exemple à l'époque de la ménopause ;

Congestion des arthritiques ;

***

Consécutives à des troubles circulatoires d'origine cardiaque ou pulmonaire ;

Consécutives à l'intoxication paludéenne.

Catarrhe chronique des voies biliaires.

C'est-à-dire l'angiocholite chronique liée au catarrhe gastro-intestinal ; ou résultant de la présence de calculs dans la vésicule biliaire.

Cholélithiase.

Dans la gravelle hépatique, l'eau n'a aucune action chimique. Je conserve, depuis deux ans, dans un flacon d'eau, des calculs hépatiques qui n'ont encore subi aucune modification. Son action est purement mécanique : elle entraîne le sable biliaire en favorisant l'hypersécrétion du foie et la contraction des canaux.

Cirrhoses.

Certaines cirrhoses au début, alors qu'il n'existe que des phénomènes analogues à ceux de la congestion, peuvent être momentanément modifiées. J'ai observé un malade atteint de cirrhose atrophique avec une ascite légère, qui retirait du traitement un certain bénéfice. Mais je n'en fais pas une règle générale.

D'une façon générale, l'eau convient aux hépatiques, anémiques ou torpides ; elle est à l'opposé de Vichy, comme le disait déjà Raul n au siècle dernier.

MALADIES DE LA RATE

Engorgement.

L'engorgement de la rate, consécutif à l'intoxication paludéenne, est notablement modifié par l'eau de Châtel-Guyon. Mon expérience personnelle porte exclusivement sur les gens du pays qui étaient presque tous atteints de fièvres intermittentes avant le percement des routes et l'assainissement de la Limagne. Ils venaient alors se soigner avec succès à Châtel-Guyon. Le fait a été consigné par les médecins de Riom, en particulier par le docteur Aguilhon, dans un mémoire excellent (Ann. de thérapeut. méd. et chir. de Paris, 1842). Aujourd'hui encore, quoique la fièvre paludéenne ait à peu près disparu dans le marais de Limagne, j'ai encore l'occasion de soigner des paysans atteints d'hypertrophie splénique.

MALADIES DE L'UTÉRUS

Hyperplasie ou Engorgement ou Métrite chronique.

Il n'existe pas encore, dans la littérature médicale, de terme universellement adopté pour désigner cet état particulier de l'utérus qui est le premier degré de ce qu'on appelle la métrite chronique. C'est le seul qui soit tributaire des eaux minérales, et il est caractérisé par de la congestion simple ou accompagnée d'un épanchement du sérum du sang et d'une hypergénèse du tissu connectif. Il a été successivement appelé : engorgement (Lisfranc), métrite chronique (Récamier), hyperémie (Klob), hyperplasie aréolaire (Gaillard Thomas). Quel que soit le nom qu'on lui donne, voici les indications :

HYPERPLASIE : A. — D'origine *diathésique* : utérus gros et mou des lymphatiques, avec *leucorrhée*; engorgement chez les arthritiques passifs, avec stase veineuse, avec ou sans dysménorrhée, avec ou sans ménorrhagie ;

B. — D'origine *mécanique* : engorgement de la puberté et de la ménopause ;

C. — D'origine *inflammatoire* : *a, endométrite* : quand il y a endométrite, le traitement chirurgical est le seul à employer; mais certains chirurgiens ont coutume d'envoyer leurs malades à Châtel-Guyon avant de les opérer, pour combattre la constipation, fréquente dans ces cas-là, et décongestionner les parties avoisinantes, ce qui facilite l'opération ; — *b*, par *voisinage* : il y a souvent un certain degré de congestion utérine lorsqu'il existe une lésion inflammatoire des annexes de l'utérus, de l'ovaire, du péritoine (pelvi-péritonites anciennes, phlegmons péri-utérins, ovarite). J'ai, à cet égard, des observations intéressantes, dont une a été publiée dans un mémoire précédent (Note sur l'atonie intestinale, Doin).

D. — *Déplacements utérins* : lorsque les déplacements ne sont pas d'origine traumatique ou dus à une débilité simple des ligaments, ils tiennent en général à une lésion inflammatoire de l'utérus ou du péritoine, à une hypertrophie plastique ou vasculaire, à des adhérences vicieuses, à la constipation, à l'état d'engorgement de prolifération du tissu cellulaire voisin, et, dans tous ces cas, le traitement peut amener de bons résultats.

Dysménorrhée.

Les indications sont : dysménorrhée congestive due à une hyperhémie simple, à des troubles de la circulation porte, à la puberté et à la ménopause, à de la congestion ovarienne.

Ménorrhagie et Métrorrhagie.

Il y a indication : particulièrement dans la congestion de la puberté et de la ménopause ; dans la congestion consécutive à des troubles de la circulation hépatique.

Aménorrhée.

Due à un état atonique utérin, conséquence, le plus souvent, d'une atonie générale de tout le système nerveux, avec dépression morale, paresse ou incapacité digestive, constipation. C'est cet état que G. Thomas appelle : atonie du système nerveux, et Hodge : sédation.

En résumé, l'eau possède une action particulière sur l'utérus ; avec de petites doses d'eau à l'intérieur sans traitement externe, j'ai obtenu d'excellents résultats dans tous les cas que je viens de citer. On a une médication : décongestionnante de l'état local, laxative et reconstituante de l'état général.

Elle est contre-indiquée, en général, chez tous les utérus excitables.

MALADIES DE LA VESSIE

L'action mécanique expulsive peut être utilisée dans la gravelle. Mais d'autres stations sont plus appropriées à cette affection. L'indication est, surtout : le Catarrhe vésical.

Catarrhe.

De même que la gastrite catarrhale, le catarrhe muqueux de la vessie est très notablement modifié : qu'il soit consécutif à une cystite du col, à une blennorrhagie, ou lié à l'arthritisme, à la goutte. Il faut tenir compte de l'état des voies digestives : si le malade est constipé, ou congestionné, ou anémique, ou déprimé, il y a indication ; mais s'il est irritable, s'il y a névralgie du col, la contre-indication est formelle.

Atonie.

Chez les constipés, les hypochondriaques lympho-arthritiques, les déprimés, les affaiblis, dans l'atonie généralisée, il peut y avoir difficulté dans l'émission des urines : le traitement rend la tonicité aux voies urinaires.

MALADIES DE L'ENCÉPHALE

Congestion cérébrale.

Lorsque les phénomènes congestifs sont dus à la ménopause, à des troubles cardiaques ou à une disposition congestive, on peut obtenir de bons résultats, à la condition que les individus ne soient pas excitables ou athéromateux. Quand les pléthoriques sont en même temps *vertigineux*, je fais une distinction (toute pratique): s'ils sont constipés, le résultat est bon ; s'ils ont des selles naturelles avec tendance diarrhéique, le résultat est mauvais.

Hémorragie cérébrale.

Après la disparition de tous les phénomènes aigus, quand il y a hémiplégie, alors que la période de réparation de la lésion cérébrale est achevée et que le sujet n'est pas excitable (je ne saurais trop le répéter), on obtient une certaine décongestion de l'organe, qui rend la vitalité meilleure et les fonctions moins pénibles. Mais quand le malade est athéromateux, ce qui se constate dans les ramollissements, la contre-indication est formelle.

MALADIES DU CŒUR

Troubles circulatoires.

La question du traitement des maladies du cœur par les Eaux minérales est en ce moment à l'ordre du jour. Mon expérience personnelle est celle-ci : A la *période des congestions et des stases,* quand le malade *n'est pas athéromateux,* alors que se produisent des *céphalalgies,* des *troubles dyspeptiques* ou de l'*hyperhemie hépatique,* le traitement de Châtel-Guyon (en boisson) m'a toujours donné de bons résultats. L'eau n'agit pas sur la nature même de l'altération valvulaire, elle agit sur le *trouble circulatoire* qui en est la conséquence. Je n'ai encore qu'un petit nombre d'observations, mais elles sont fort nettes, et je considère cette indication comme très intéressante, autant au point de vue cardiaque qu'au point de vue de l'étude physiologique des Eaux minérales.

TROUBLES CIRCULATOIRES GÉNÉRAUX

État goutteux.

On désigne ainsi l'état qui survient parfois chez les arthritiques héréditaires dans la période prodromique de la diathèse. Le malade est sujet à des congestions variées, lourdeurs de tête, migraines ; les pieds sont alternativement chauds et froids ; il devient nerveux et impressionnable. Plus tard, quelquefois en même temps, surviennent des hémorrhoïdes, des varices, de la congestion hépatique, de la calvitie, etc. Le sujet peut devenir un goutteux à tendances veineuses ou un rhumatisant à tendances artérielles, s'entacher ou non de lymphatisme. Les résultats du traitement sont bons.

ALCOOLISME

Les Eaux minérales ont été jusqu'ici peu usitées chez les alcooliques. Je crois cependant qu'elles peuvent rendre des services dans cette catégorie de malades. J'ai observé plusieurs malades atteints d'accidents aigus : tremblement des membres, hallucinations, phénomènes dyspeptiques (vomissements, catarrhe muqueux de l'estomac), accidents qui ont cédé au traitement. L'Eau exerce sans doute une action décongestionnante générale, spoliatrice, et en même temps reconstituante. Il me paraît intéressant de poursuivre ces recherches.

MALADIES DE LA NUTRITION

Obésité.

On avait coutume jusqu'ici de recommander Châtel-Guyon à *tous* les obèses. Ce n'est pas mon avis. Il n'y a qu'une seule catégorie d'obèses maigrissant réellement par le traitement en boissons, *seul*, c'est celle des *obèses lymphatiques*, ceux qu'on pourrait appeler les obèses suintants, torpides. Chez ces malades, la perte de poids est rapide, naturelle, sans qu'on soit obligé de les soumettre à un régime alimentaire quelconque. On peut y joindre les obèses *lympho-arthritiques*, à tendances torpides, qui se rapprochent des premiers par de nombreux points de contact. Toutefois, l'indication est moins nette. — Quant à tous les autres obèses, ils ne maigrissent pas. — Je parle ici du traitement par l'Eau minérale ; si l'on veut y joindre un régime alimentaire approprié et les étuves, c'est une autre affaire, et mon opinion peut se modifier ; mais l'Eau minérale est alors reléguée au second plan.

Phosphaturie.

Je n'ai eu à soigner qu'un seul cas de cette affection : le chiffre des phosphates, qui était de 8 grammes par litre, est descendu à 3 grammes après trois semaines de traitement.

Diabète.

J'ai observé plusieurs diabétiques anémiques et torpides qui, tous les ans, font une saison à Châtel-Guyon et en retirent de sérieux bénéfices, au point de vue tonique général, et au point de vue du sucre.

Chez l'un d'eux, depuis trois ans, le sucre qui varie à son arrivée, entre 30 et 35 grammes par litre, descend à 2 ou 4 grammes à son départ.

Goutte.

Je n'ai jamais soigné de goutteux à Châtel-Guyon, mais sais des goutteux qui en boivent à domicile pendant leurs crises, et s'en trouvent bien.

Albuminurie.

Gubler recommandait Châtel-Guyon dans l'albuminurie. Je n'ai aucune expérience à cet égard.

TRAITEMENT INTERNE

Doses

Le mode d'administration de l'eau en boisson varie suivant le diagnostic étiologique.

Les doses oscillent entre 50 grammes (dans la dilatation d'estomac et la colite catarrhale) et 600 grammes. J'emploie plus rarement les doses de 4 ou 5 verres, et seulement lorsque l'estomac est sain et qu'il s'agit d'une affection d'un autre organe.

D'une façon générale, quand l'indication est nette, les petites doses produisent d'aussi bons effets que les doses fortes. Les résultats immédiats sont souvent les mêmes; s'ils ne le sont pas, les résultats consécutifs sont identiques.

Les doses varient suivant les maladies et les individus;

je ne puis les indiquer complètement. C'est affaire de tact et d'habitude de la part du médecin.

Au point de vue des résultats, il faut distinguer les résultats *immédiats* des résultats *consécutifs*. En matière de constipation, les premiers sont toujours difficiles, souvent impossibles à obtenir, ce qui irrite ou décourage parfois le malade. Cela est un tort, et je répéterai ce que tous les médecins savent, c'est que la contractilité des muscles lisses revient avec une grande lenteur. Il est *indispensable* que le traitement soit poursuivi longtemps, avec patience, avec méthode, pendant deux ou trois années consécutives ; en somme *jusqu'à effet*. Les malades quittent souvent Châtel-Guyon aussi constipés qu'ils y étaient arrivés, — et pas contents ; — ils sont tout surpris de voir au bout d'un mois ou deux, les fonctions intestinales se régulariser. Ce résultat démontre, mieux que les théories, l'effet de l'eau minérale. Mais il faut savoir attendre.

Châtel-Guyon est-il purgatif ?

Cela me ramène à cette question toujours posée : l'eau de Châtel-Guyon est-elle purgative ? J'y réponds, comme j'ai déjà répondu (1) : Non.

Une eau purgative doit l'être toujours et dans tous les cas. A mon sens, il n'est pas d'eau minérale naturelle purgative ; pas plus Kissingen, Carlsbad, Marienbad (je m'en suis assuré en les visitant), que Châtel-Guyon. Presque toutes les eaux minérales ont commencé leur existence médicale par une réputation purgative : par exemple, Vichy et Royat. Il y a longtemps qu'elles ne le sont plus, mais elles l'ont été, et les publications des médecins d'autrefois le constatent. Purgeaient-elles tout le monde ? Non pas, mais quelques privilégiés dont la légitime satisfaction leur assurait un renom spécial. Et si elles ne purgent plus en général,

---

(1) *Note sur l'atonie intestinale.*

elles seraient encore capables de purger en particulier certains sujets. Il en est un peu de même de Châtel-Guyon. L'eau est assurément laxative pour beaucoup, purgative même pour certains, mais vouloir qu'elle purge indistinctement tout le monde, est une opinion exagérée et fausse. Cela reviendrait à vouloir que les eaux sulfureuses guérissent toutes les affections des bronches, ce que tout le monde sait inexact, — sans révolte. On ne fait pas encore cette concession à Châtel-Guyon ; on lui demande un absolu qu'il ne peut donner. Mon opinion personnelle est que cela est très heureux, car si l'eau était franchement purgative, elle ne conviendrait pas du tout aux constipés dont elle augmenterait infailliblement la maladie. Qu'on leur fasse prendre pendant un mois une eau purgative et ils ne tarderont pas à être de mon avis.

Je le répète encore : l'eau de Châtel-Guyon est laxative pour certains sujets que j'ai décrits précédemment. Pour ceux-là, elle l'est aussi bien à petite dose (1 ou 2 verres) qu'à dose forte. Pour d'autres encore, à tube digestif sain, elle peut l'être en employant une dose suffisante. Mais chez les constipés ce n'est pas l'effet purgatif qu'il faut rechercher, c'est la stimulation des couches musculaires intestinales. On arrive ainsi à leur rendre la fonction, à faire disparaître la constipation, ce qui est plus utile que de produire une selle que tout remède quelconque peut amener.

La quantité des principes minéraux étant insuffisante pour expliquer cette action laxative, on a essayé de la rattacher à une association mystérieuse de ces mêmes principes. Je crois bien, sans être taxé d'exagération, qu'il faut chercher ailleurs la raison des phénomènes physiologiques. J'ai essayé, au début de cette note, de tirer de l'examen clinique des faits une impression générale ; j'y renvoie le lecteur.

TRAITEMENT EXTERNE

On donne les bains sous quatre formes différentes :

1° Le *bain acidulé* : l'eau est amenée directement du griffon, claire, transparente, chargée d'acide carbonique qui s'attache à la peau en bulles nombreuses; elle est courante pendant toute la durée du bain. Il y a deux sortes de bains acidulés: les uns, ont une température constante de 33° à 34; les autres, de 29° à 30°. Ce gaz détermine sur la peau une teinte rosée dont l'intensité varie suivant les sujets.

Ce bain produit une diminution du nombre de pulsations, variant, suivant la durée de l'immersion, entre 4 et 8 pulsations (de trente minutes à cinq quarts d'heure); en outre, une diminution de la température de 1 à 5 dixièmes de degré. Dans l'action physiologique de ces bains, dit Voury, qui a fait ces expériences, il y a deux éléments : une action locale produite par le gaz carbonique sur la surface cutanée, dont la circulation capillaire est influencée, et une action générale consistant en une sédation du système nerneux. Le bain acidulé est *sédatif et tonique.*

2° *Bain à eau courante.* — Il diffère du précédent en ce qu'il est alimenté par de l'eau ayant séjourné dans le réservoir. Elle a perdu une partie de son acide carbonique et présente une couleur jaunâtre.

3° *Bain à eau dormante.*—Il est alimenté par l'eau du réservoir et peut être surchauffé à la température que l'on désire.

4° *Bain de piscine.* — Il est donné à eau courante à la température de 31 degrés avec l'eau venant du réservoir.

Le bain acidulé, le bain à eau courante et le bain de piscine sont *sédatifs* et *toniques.* Suivant leur durée, ils sont tempérants, sédatifs ou hyposthénisants.

Le bain à eau dormante, qui est légèrement alcalin, est *lénitif* (Voury). Je l'emploie de préférence, et parfois comme mode de début, chez les personnes trop nerveuses ou à peau trop irritable.

A des degrés divers, ces bains agissent sur le système cutané. Ils accroissent la circulation périphérique.

Ils conviennent à tous les atoniques (de l'intestin, de l'estomac, du foie, de l'utérus, etc.) que nous possédons ici, en stimulant leur réseau capillaire, d'où résultent des échanges nutritifs meilleurs et un résultat de tonicité générale.

Il y a peu de contre-indications, mais, comme tous les systèmes de balnéation, ils demandent à être maniés avec précaution chez les rhumatisants : tandis qu'ils produisent de bons effets chez les torpides, ils exigent une grande délicatesse chez les excitables et les arthritiques, ayant dépassé cinquante ans, et sujets à des douleurs rhumatoïdes constantes.

Ils ont, en somme, pour le tégument externe, les mêmes indications générales que l'eau en boisson.

La stimulation cutanée qu'ils exercent peut et doit être utilisée dans certaines affections, par exemple : la typhlite et la péri-typhlite, les congestions hépatiques et spléniques, les affections utérines. Pour la *leucorrhée*, j'emploie uniquement le *bain vaginal* dans le bain acidulé; j'obtiens rapidement la disparition de l'écoulement, mais j'ai toujours noté, vers le troisième ou quatrième jour, une augmentation qui cesse bientôt après.

Dans la constipation, ils viennent en aide au traitement interne et facilitent les selles chez certains constipés. Chez quelques sujets, ils suffisent même à produire des garde-robes. Je peux citer, pour mémoire, un de nos confrères, de bonne santé d'ailleurs, qui ne peut prendre un bain acidulé sans éprouver un dérangement intestinal.

Utilisés seuls, sans boisson, ils ont une action, par voie réflexe, sur le tube digestif. Chez des atoniques, stomacaux ou intestinaux, qui présentent de la gastralgie ou de l'entéralgie et supportent mal l'eau en boisson, je me contente de prescrire les bains, qui font disparaître les douleurs et améliorent les fonctions digestives.

— Dans les cabinets de bains existent des *douches chaudes*, que l'on peut utiliser à son gré.

— Nous possédons, en outre : des *étuves à air chaud*, et une installation *hydrothérapique*, qui répondent aux besoins de la pratique journalière. Enfin, l'on vient de fonder un *gymnase*, parfaitement aménagé, qui nous permettra de compléter le traitement des affections de l'estomac et de l'intestin, par une gymnastique appropriée, chose précieuse en bien des cas.

CLIMAT

Châtel-Guyon, situé à 380 mètres au-dessus du niveau de la mer, à la fin de la Limagne et au commencement des montagnes, possède un climat de *petite montagne*. Le sol, très sablonneux, laisse filtrer les eaux de pluie et devient sec peu de temps après. Il n'y a jamais d'humidité : l'air est sec et très pur.

TABLE DES MATIÈRES

PARIS. — IMPRIMERIE CHAIX, 20, RUE BERGÈRE. — 12370-3-99.

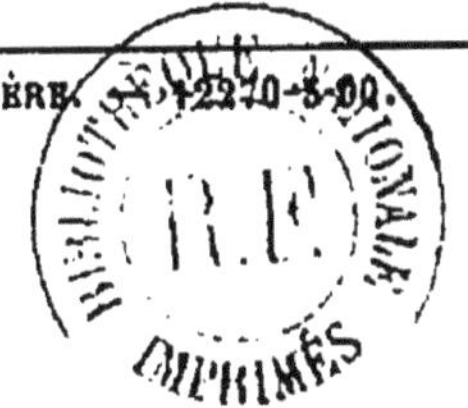